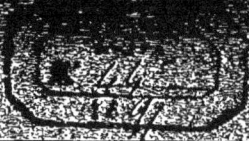

RÉPUBLIQUE FRANÇAISE

VILLE DE SAINT-ETIENNE
(Loire)

RAPPORT
A M. LE MAIRE

ET

A L'ADMINISTRATION MUNICIPALE

SUR LE

CONGRÈS INTERNATIONAL

D'Hygiène et de Démographie de Londres

(10-17 août 1891)

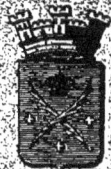

SAINT-ETIENNE
Imprimerie et lithographie J. Pichon, rue de la Croix, 13

1891

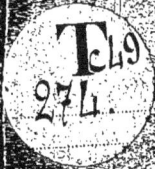

RÉPUBLIQUE FRANÇAISE

VILLE DE SAINT-ETIENNE
(Loire)

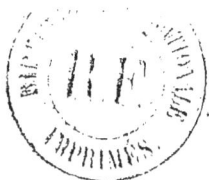

RAPPORT

A M. LE MAIRE

ET

A L'ADMINISTRATION MUNICIPALE

SUR LE

CONGRÈS INTERNATIONAL

D'Hygiène et de Démographie de Londres

(10-17 août 1891)

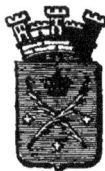

SAINT-ETIENNE
Imprimerie et lithographie J. Pichon, rue de la Croix, 13

1891

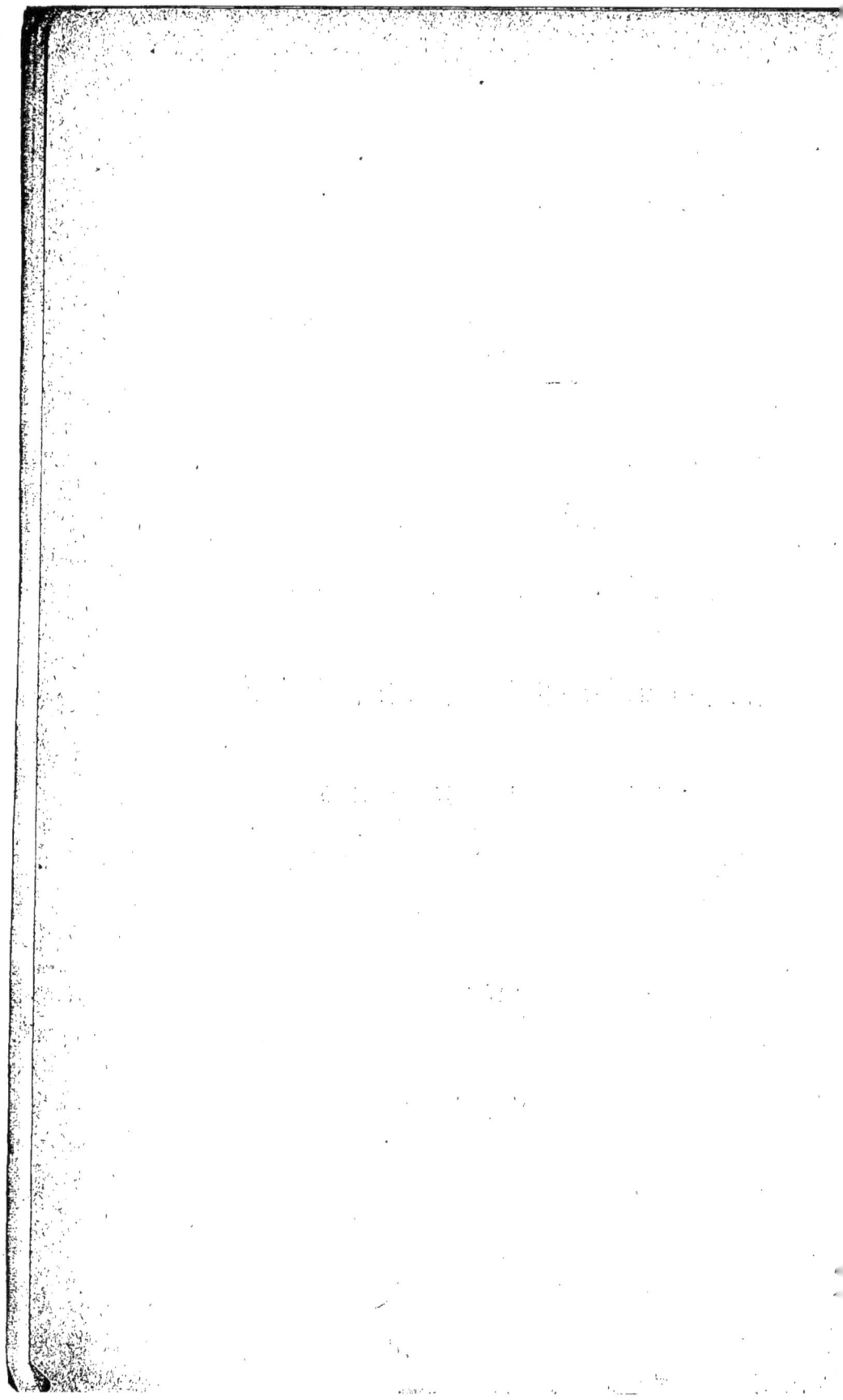

RAPPORT

A M. LE MAIRE ET A L'ADMINISTRATION MUNICIPALE

SUR

LE CONGRÈS INTERNATIONAL

D'Hygiène et de Démographie de Londres (10-17 août 1891)

La municipalité de Saint-Etienne s'intéressant vivement aux questions sanitaires et désireuse de se tenir au courant des progrès et des perfectionnements les plus récents, m'avait délégué au Congrès International d'Hygiène et de Démographie qui s'est tenu à Londres du 10 au 17 août 1891.

Près de 3.000 membres étaient inscrits; toutes les classes de la Société anglaise, à commencer par le prince de Galles, avaient tenu à honneur d'y figurer ; les États et les villes étrangères avaient envoyé des délégués ; citons seulement parmi les villes de France : Paris, Lyon, Marseille, Lille, Nantes, le Havre, Reims, Nancy, Saint-Etienne, etc.

On voit avec quelle sollicitude les Administractions municipales suivent actuellement le mouvement hygiénique et se préoccupent de tout ce qui peut contribuer à l'amélioration et au bien-être des populations.

Le Congrès a été ouvert le 10 août à Saint-James's Hall par le prince de Galles qui a souhaité la bienvenue à tous et en particulier aux membres étrangers.

Le lendemain ont commencé les séances de sections; le Congrès comportait deux grandes divisions: l'Hygiène et la Démographie. L'Hygiène formait neuf sections et la Démographie une seule. Les séances avaient lieu de 10 heures à 4 heures simultanément pour toutes les sections ; dans l'impossibilité d'assister à toutes les réunions, j'ai suivi plus particulièrement la division de Démographie; j'ai pu cependant assister à diverses discussions dans les autres sections.

Une des questions démographiques du plus haut intérêt a été l'étude des maladies et de la mortalité dans leurs rapports avec les professions. Le docteur W. Ogle, Directeur général de la statistique en Angleterre, a fait à ce sujet une communication très substantielle qui concorde parfaitement avec ce que l'on observe à Saint-Étienne ; n'ayant pu obtenir la parole à raison du grand nombre d'orateurs inscrits, j'ai fourni une note qui doit être publiée dans les travaux du Congrès ; elle résume les données fournies dans notre ville en ce qui concerne les mineurs, les passementiers et les armuriers.

Si on les rapproche des chiffres relevés en Angleterre, on voit que les mêmes professions dans les différents pays, engendrent ou favorisent les mêmes maladies ; cette concordance ne fait qu'affermir la base sur laquelle s'appuient les hygiènistes pour réclamer des mesures de prophylaxie et l'amélioration de certaines conditions du travail.

Dans le même ordre d'idées, M. Bertillon a communiqué une table de mortalité par profession calculée d'après la statistique de la ville de Paris ; il a établi une comparaison avec les tables analogues publiées en Angleterre par MM. Farr et Ogle et en Suisse.

M. Vaillant, conseiller municipal et délégué de la ville de Paris, a également pris la parole et demandé au Congrès de voter une formule relative à la durée de la journée des travailleurs. Les Anglais, qui formaient la majorité, ont soulevé de nombreuses objections, tirées soit de la nature politique du vœu, soit des conditions disparates du travail, suivant les professions et les pays, soit enfin de l'insuffisance des données statistiques sur la question.

Tout le monde en revanche a été d'accord pour que cette étude sur la mortalité par profession fut poursuivie méthodiquement et chez toutes les nations ; aussi a-t-il été décidé que la question suivante serait mise à l'ordre du jour du prochain Congrès : Durée de la journée de travail dans ses rapports avec la santé du travailleur et avec la santé publique.

Autres mémoires présentés : assurances ouvrières, avantages économiques de l'hygiène industrielle, émigration temporaire ou définitive, acclimatation, influences géologiques sur la santé et la distribution des maladies, durée et prolifération des mariages, influence de l'âge des parents sur la vitalité des enfants, résultats et méthodes de l'anthropométrie, diverses questions d'hygiène scolaire ; voilà pour les points abordés • dans la section de Démographie.

Dans les autres sections, de nombreuses questions ont été également discutées; si l'on n'a pas donné de solution à toutes, il n'en ressortira pas moins des travaux du Congrès des indications précieuses pour les recherches futures, notamment la désignation des points sur lesquels elles devront plus spécialement porter. Tels sont : les quarantaines, la diphtérie qui augmente dans les villes de l'ancien et du nouveau monde, l'alcoolisme et son influence sur la santé publique, la prophylaxie de la tuberculose, son étude bactériologique et topographique, les maladies des animaux au point de vue de leur transmission à l'homme: fièvre scarlatine et diphthérie, par exemple.

La rage a fait l'objet d'une communication remarquable de M. Roux, le collaborateur et le représentant de Pasteur ; les statistiques établies d'après la totalité des cas traités depuis l'inauguration de la méthode sont des plus favorables.

M. Arloing, tant en son nom personnel qu'à celui de plusieurs collaborateurs, a exposé ses recherches sur le bacillus coli communis et ses analogies avec le bacille d'Eberth ou de la fièvre typhoïde.

Citons encore, l'hygiène de l'enfance et de la jeunesse, l'influence de la vie scolaire; tout le monde est d'accord sur ce point que si nous désirons assurer la santé et la prospérité aux adultes, nous devons commencer dès les premières années de la vie. Le Congrès a en conséquence émis le vœu qu'il soit nommé une Commission pour faire une enquête sur la condition physique des enfants, leur état mental et la prophylaxie des maladies auxquelles ils sont plus spécialement sujets.

L'architecture et le génie civil sont appelés à jouer un rôle important pour les constructions, les hôpitaux, les travaux

d'assainissement, etc.; ils comportaient chacun une section.
M. S. M. Burroughs a proposé de chauffer les villes au moyen
de stations centrales de vapeur; on éviterait ainsi bon nombre
d'inconvénients, entre autres ceux de la fumée et de l'incendie;
et l'on réaliserait de sérieuses économies. Le système est du
reste appliqué dans certaines villes des Etats-Unis. Cette idée
mériterait d'être étudiée pour Saint-Etienne où la réalisation
en serait plus facile peut-être qu'ailleurs.

Il existe en Angleterre un grand nombre d'ingénieurs
sanitaires diplômés; en outre, les plombiers qui s'occupent
des canalisations diverses, doivent également être munis d'un
brevet spécial constatant leur capacité. La chambre syndicale
des plombiers de Paris a suivi l'exemple, et des cours sont
professés sur ce sujet par M. Masson, inspecteur de l'assainissement de la capitale.

L'hygiène navale et l'hygiène militaire étaient largement
représentées, de même que l'hygiène d'état et l'hygiène internationale. La bactériologie et l'exposition bactériologique
annexe ont eu un grand succès; la médecine préventive,
l'hygiène alimentaire ont donné lieu à des débats très suivis.

A la section de médecine préventive, le Président, Sir
Joseph Fayrer, a démontré par quelques chiffres statistiques les
progrès réalisés par l'hygiène.

La mortalité en Angleterre a subi en effet les modifications
suivantes :

de 1660-1679 = 80 pour 1000	de 1870-1875 = 20,9 pour 1000
1681-1690 = 42,1 —	1875-1880 = 20 —
1746-1755 = 35,5 —	1880-1885 = 19,3 —
1846-1855 = 24,9 —	1885-1888 = 18,7 —
1866-1870 = 22,4 —	1889 = 17,85 —

L'amélioration est donc continue et le taux de 17,85 est un
résultat dont nous sommes loin encore en France et dont les
Anglais sont à juste titre très fiers.

Aussi bien les institutions sanitaires sont-elles très dévelop-
pées dans ce pays; on ne recule devant aucun sacrifice en
matière d'assainissement et d'hygiène publique. Et l'un des
privilèges les plus appréciés des membres du Congrès, a été,

tout en suivant les séances, de pouvoir étudier sur place l'organisation de la médecine publique à Londres et de visiter les travaux et installations effectués sous cette impulsion.

En ce qui concerne les maladies contagieuses, l'obligation de la déclaration existe en Angleterre, soit pour le médecin, soit pour la famille ; aussitôt le cas connu, un médecin sanitaire se rend au domicile du malade, fait prendre les mesures de désinfection et d'isolement ; s'il est impossible de réaliser un isolement sérieux, le contagieux est transporté dans un hôpital spécial ; nous disons dans un hôpital spécial, car il existe à Londres des hôpitaux consacrés à une seule maladie. Nous citerons en particulier les hôpitaux pour la petite vérole (small pox hospitals) ; l'un d'eux est installé sur la Tamise près Dartford, à 25 ou 30 kilomètres en aval de la capitale; il est composé de trois vaisseaux reliés entre eux et pouvant contenir 360 varioleux, hommes, femmes ou enfants; un vapeur ambulance transporte à destination les malades qu'on amène dans une voiture spéciale à l'un des trois embarcadères ménagés à distance les uns des autres. Ces hôpitaux flottants, que nous avons visités, sont installés avec le confortable et le luxe qu'on trouve dans les établissements hospitaliers anglais en général ; la ventilation et le chauffage sont parfaitement aménagés.

D'autres hôpitaux terrestres sont également effectés à la variole et aux diverses maladies transmissibles; ils dépendent en général du Métropolitan Asylums Board.

Mais le point de départ de toute prophylaxie des affections contagieuses, c'est la connaissance de chaque cas, c'est-à-dire la déclaration obligatoire; aussi nos voisins d'Outre-Manche qui en font l'application depuis de longues années, se sont-ils associés avec empressement à l'avis exprimé par le Congrès qu'il y avait lieu de rendre la déclaration des cas de maladies infectieuses obligatoire, tant pour le médecin que pour le chef de famille. Ce vœu sera transmis à tous les Gouvernements représentés.

En ce qui concerne l'organisation sanitaire de Londres et du Comté dont la capitale est le chef-lieu, M. le docteur Shirley Murphy, Président des médecins chargés de la santé publique, a bien voulu faire sur son service une conférence spéciale pour les membres français du Congrès ; les règlements intéressant la ville de Londres, viennent d'être codifiés et fondus en un seul bill par le Parlement anglais ; nous en posséderons prochainement un exemplaire et nous pourrons y puiser pour Saint-Etienne tout ce qui ne sera pas en contradiction avec nos lois et nos mœurs.

La salubrité des maisons et des quartiers est l'objet d'une sollicitude toute particulière ; lorsque la mortalité d'une rue dépasse 40 pour 1000, la rue est condamnée, les maisons sont acquises par l'Administration pour le prix des matériaux et du terrain. Le tout est revendu sous conditions que l'acquéreur, une société en général, reconstruira les maisons suivant un plan donné, pour les classes laborieuses. La surface bâtie dans ses rapports avec la hauteur des maisons et la largeur des rues, est réglée d'avance.

La différence entre le prix d'achat d'une maison ou de toute une rue et son prix de vente par le Comté, se traduit presque toujours par une perte ; c'est ainsi que depuis quelques années une circonscription a supporté de ce chef une différence de 300.000 livres sterling, c'est-à-dire 7.500.000 francs.

Le public n'estime pas néanmoins que ce soit là payer trop cher un assainissement qui doit diminuer la maladie et la mortalité : nos voisins qui sont gens pratiques, pensent que la conservation de la vie humaine vaut bien quelque sacrifice. Leur exemple finira sans doute par se propager sur le continent ; mais nous avons fort à faire pour nous mettre à leur niveau ; pour tout ce qui concerne la santé et l'hygiène publiques, ils dépensent sans lésiner. En pareille matière, me disait le chef d'une de nos excursions dans les hôpitaux, l'argent n'est rien pour nous.

Cela ne veut point dire qu'ils le gaspillent, mais simplement que le budget ne recule point devant certaines charges. Sous le rapport hospitalier, les cités anglaises sont du reste puissamment secondées par les particuliers ; les souscriptions volontaires, en échange de certains avantages pour l'admission de malades recommandés, s'élèvent à des sommes considérables et forment la dotation principale de bon nombre d'établissements.

Les autorités locales et provinciales jouissent en Angleterre d'une grande liberté d'initiative et d'une grande latitude en matière sanitaire. C'est ainsi qu'à Glasgow, ville populeuse de 600.000 habitants, sur les confins de l'Ecosse, l'Administration détermine d'avance le nombre de locataires qui pourront trouver place dans une maison.

A Londres, cette réglementation est appliquée aux garnis seulement.

On arrive ainsi à prévenir l'encombrement des locaux, facteur des plus important au point de vue de la santé. Il est bien, en effet, d'avoir obtenu qu'une maison soit salubre en tant que construction; mais si les occupants sont trop nombreux et n'y trouvent point un cube d'air suffisant, proportionnel à la quantité d'oxygène qui leur est nécessaire, il y a là encore une cause extrinsèque d'insalubrité qu'il importe de surveiller.

Nous avons parlé de la déclaration des maladies contagieuses qui est obligatoire, soit pour le chef de famille, soit pour le médecin; l'infraction peut être punie de 20 livres sterling (500 fr.) d'amende ou d'un emprisonnement maximum d'un mois.

Tout contagieux qui se produit en public avant un délai fixé (six semaines pour la variole et la scarlatine) est passible d'une pénalité : 5 livres d'amende (125 francs).

Le fait de louer sans l'avoir désinfecté un logement antérieurement occupé par un contagieux, entraîne une condamnation à 20 livres (500 francs). Le service de la désinfection, soit à domicile, soit à l'étuve, est parfaitement assuré.

A ces renseignements concernant la prophylaxie des maladies contagieuses, nous pouvons en ajouter quelques autres. La ville de Londres est alimentée en eau potable par huit compagnies; la majeure partie vient de la Tamise; la compagnie East London la puise dans la Lea; au besoin, elle complète dans la Tamise la quantité qui lui est nécessaire.

Toutes ces eaux passent sur des filtres de sable et gravier et sont ensuite refoulées dans des réservoirs couverts pour être distribuées de là dans la ville. Ces installations portent le nom Water Works.

La consommation est actuellement de 6,810,000 hectolitres par jour, et l'on veut arriver à porter l'approvisionnement à 10,896,000 hectolitres. Les deux tiers sont réservés aux usages domestiques, l'autre tiers est absorbé par les services publics. Le service des voies publiques n'en use pas plus de 4 litres par jour et par habitant. La bonne tenue des rues de Londres gagnerait à des lavages plus fréquents; on compte un peu trop sur les pluies habituelles dans ce climat, et sous nos latitudes, pareil exemple ne serait point à imiter.

L'efficacité des filtres de sable en usage à Londres, paraît satisfaisante; mais elle n'échappe point à de sérieuses critiques; leur installation nécessite en outre de vastes surfaces; un mètre carré de surface de filtre ne doit pas fournir plus de 2 mètres cubes d'eau par jour, sinon la vitesse de filtration est trop grande et l'opération est imparfaite.

Plusieurs hygiénistes et ingénieurs que nous avons consultés sur cette question, sont d'avis que l'épuration des eaux potables, telle qu'elle se pratique depuis quelques années à Anvers et qu'on l'installe à Libourne, est bien supérieure aux filtres de sable et de gravier. Le procédé consiste à faire passer l'eau à purifier sur de l'hématite rendue spongieuse par calcination. L'installation et la dépense sont peu élevées et le résultat plus satisfaisant.

Pour en revenir à la capitale anglaise, les rues sont nettoyées tous les matins, le service de la voirie ne s'en préoccupe plus pendant le reste de la journée, quelque temps qu'il fasse, quelle que boue que l'on y observe; le pavage en bois est presque général.

Le tout à l'égout est pratiqué à Londres; deux conduites principales correspondant aux deux rives de la Tamise, emmènent les eaux d'égout aux deux déversoirs installés sur le fleuve, à Barking et Crossness, en aval de la métropole. Ces deux collecteurs mesurent environ 130 kilomètres.

Depuis l'année 1856, c'est-à-dire depuis la création du Bureau métropolitain des travaux, actuellement disparu, jus-

qu'à ce jour, il a été dépensé pour les principaux ouvrages de
canalisation seulement, 6 millions de livres sterling (150.000.
000 de francs.

Près du débouché de ces collecteurs dans la **Tamise** se trouvent d'immenses réservoirs destinés à retenir les matières
solides. Dans ces dernières années, on a cherché à épurer les
eaux par des procédés chimiques et à tirer parti des résidus.
Les résultats n'ont pas été satisfaisants ; l'épuration des eaux
est très imparfaite au moment où elles sont déversées finalement
dans le fleuve; quant aux matières solides, elles sont inutili-
sables et des chalands viennent les charger pour les transporter
en pleine mer, à 40 milles des côtes; on évite ainsi l'infection
qu'elles pourraient produire. A quel prix ? On en peut juger ;
aussi la conclusion est-elle que la solution reste encore à
trouver. On songe à l'irrigation comme à Gennevilliers.

Je crois inutile d'allonger démesurément ce rapport; parmi
les documents que j'ai recueillis, plusieurs pourront nous
servir de guide à Saint-Etienne ; ils trouveront leur application à leur heure.

Je termine cette revue sommaire des travaux du Congrès
et des visites sanitaires, en rappelant que la France a tenu
haut et ferme son drapeau scientifique dans cette réunion
internationale, et que M. le Professeur Brouardel, doyen de
la Faculté de Médecine de Paris, et le chef de la délégation
officielle française, s'est attiré nos sentiments de gratitude par
l'amabilité et l'empressement qu'il a mis à faciliter leur
mission à ses compatriotes; il a été grandement secondé dans
cette tâche par M. le docteur A.-J. Martin. Au banquet qui
lui a été offert à cette occasion, et auquel assistait l'Ambassadeur
de France, ces sentiments se sont faits jour, en même temps que
se resserraient, sur le sol étranger, les liens de confraternité
entre les hygiénistes français.

Août 1891.

Dr FLEURY,
Directeur du Bureau municipal d'Hygiène.

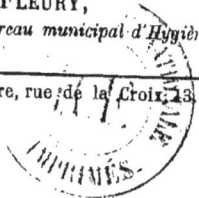

St-Etienne, imprimerie et lithographie J. PICHON père, rue de la Croix, 13.

120

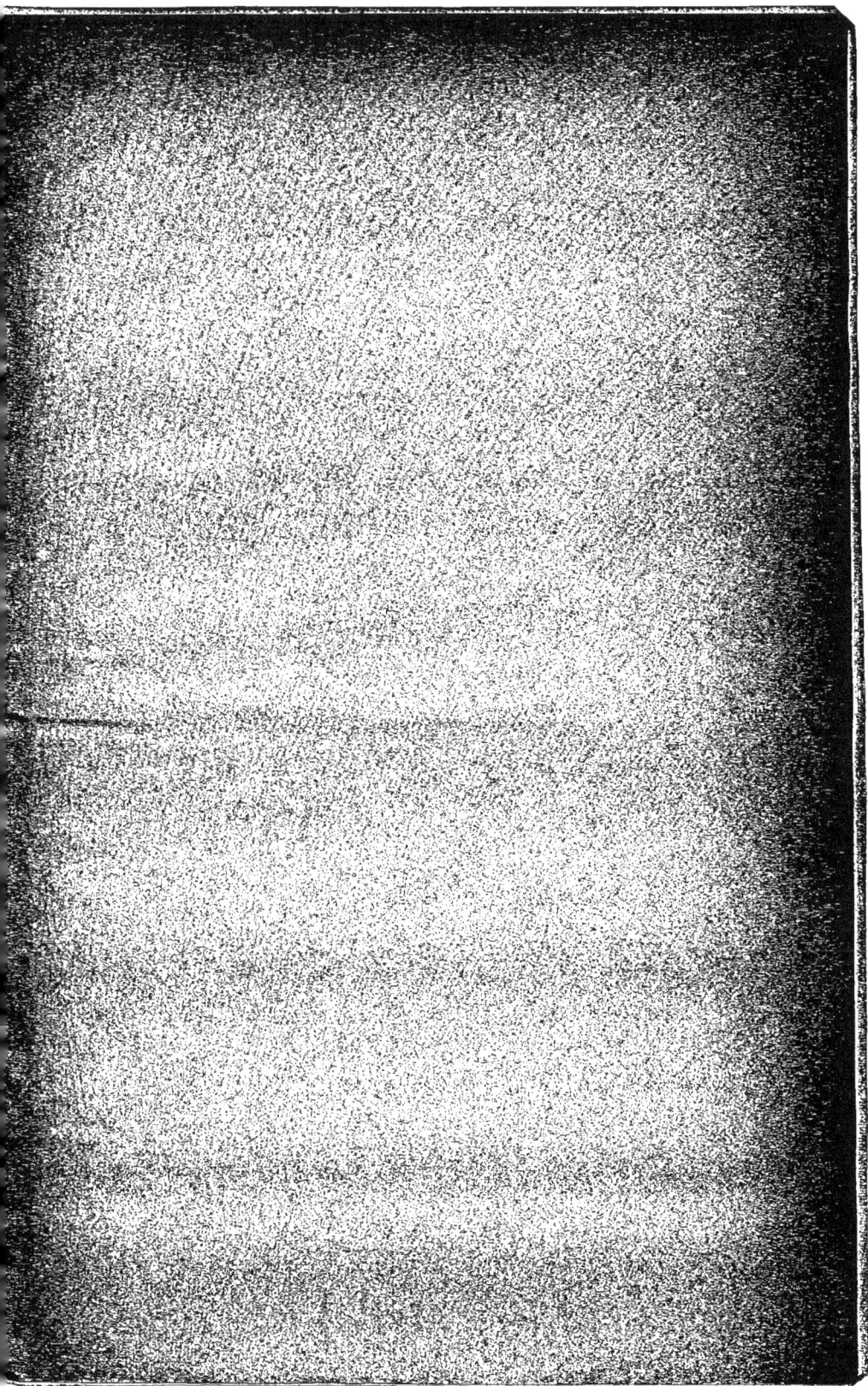

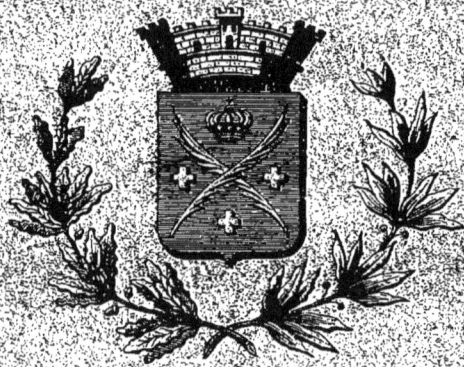

www.ingramcontent.com/pod-product-compliance
Lightning Source LLC
Chambersburg PA
CBHW050439210326
41520CB00019B/5998